Dʳ A. CHATIN

LES

Syphilitiques

aux

Eaux minérales

TRAITEMENT INTENSIF DE LA SYPHILIS
A URIAGE

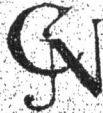

CN

PARIS

C. NAUD, ÉDITEUR

3, RUE RACINE, 3

1904

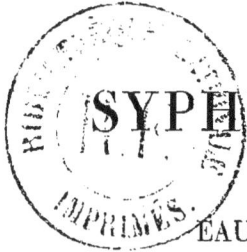

LES
SYPHILITIQUES
AUX
EAUX MINÉRALES

TRAVAUX DU MÊME AUTEUR

Les chancres simples extra-génitaux. *Thèse*, Paris, 1900.

Lupus centrifuge circiné (en collaboration avec M. le P' FOURNIER. *Soc. de dermat. et Ann. de dermat.*, 1900.

Sur une forme anormale de lupus de Willan. *Dauphiné méd.*, 1900.

Les traitements photothérapiques du lupus tuberculeux. *Dauphiné méd.*, 1901.

Un cas d'idradénome éruptif. Avec M. DRUELLE. *Journal des maladies cutanées et syphilitiques*, 1901.

Emploi de l'arc au fer en photothérapie. Avec le P' agrégé André BROCA. *C. R. de l'Académie des sciences*, mars 1902.

Un cas d'applications photothérapiques avec l'appareil Lortet-Genoud. Avec GASTOU et G. BAUDOIN. *C. R. de la Soc. de dermat. et Ann. de dermat.*, 1902.

Appareil photothérapique Broca-Chatin, employant l'arc au fer sans réfrigérant. Avec le P' agr. A. BROCA. *C. R. de la Société de dermat.*, 1902 et *Archives d'électricité médicale* de Bergonié, 1902.

Le psoriasis chez les syphilitiques. Avec M. DRUELLE. *Journal des maladies cutan. et syph.*, 1901.

La photothérapie en dermatologie. Avec M. DRUELLE. *Journal des maladies cutan. et syph.*, 1902.

Infection gonococcique d'un kyste de la verge avec urétrite blennorragique consécutive. Avec M. DRUELLE. *Progrès médical*, 1902.

Etiologie de la pelade. *Dauphiné méd.*, 1903.

Action bactéricide comparative de l'arc électrique au fer et de l'arc ordinaire. Avec S. NICOLAU. *C. R. de l'Acad. des sciences*, 1903.

Seringue stérilisable pour injection d'huiles très denses. Lipiodol, Iodipin. *Soc. de dermat. et C. R. Soc. de dermat.*, 1903.

Traitements comparatifs des lupus érythémateux par les effluves de haute fréquence et la photothérapie. Avec M. DRUELLE. *Journal de physiothérapie*, 1903.

Les théories trophonévrotiques de la pelade (J. de Butte, 1902).

Les maladies traitées à Uriage. Steinheil, 1903.

Photothérapie. La lumière agent biologique et thérapeutique. Préface de M. D'ARSONVAL. Avec M. CARLE. Chez Masson. Collection Léauté, 1903.

Emploi de l'huile iodée (Lipiodol de Lafay) dans un cas de pustule maligne. Avec G. LEBRET, dans *La syphilis*, 1904.

Traitement par l'huile grise de syphilides secondaires graves chez une femme enceinte. Guérison des accidents. Accouchement normal. Avec G. LEBRET, dans « *La syphilis*, 1904 ».

La pelade. Avec TREMOLIÈRES. Chez Masson. Collection Léauté, 1904.

Les méthodes mécaniques et physiques dans le traitement de la pelade. Avec TREMOLIÈRES. *Presse méd.*, 1904.

EN PRÉPARATION

Le traitement des dermatoses et de la syphilis aux eaux minérales. Avec M. le P' GAUCHER. Chez Doin.

Traitement de la syphilis. Avec EMERY. Chez Masson.

Syphilis des glandes salivaires, dans le Traité de la syphilis du P' FOURNIER. Chez Rueff.

LES
SYPHILITIQUES

AUX

EAUX MINÉRALES

TRAITEMENT INTENSIF DE LA SYPHILIS
A URIAGE

PAR

Le Dr A. CHATIN

Ancien préparateur au laboratoire de clinique à l'Hôpital Saint-Louis
Membre de la Société de Dermatologie et Syphiligraphie
Secrétaire de la Société de Prophylaxie sanitaire et morale
Médecin consultant à Uriage

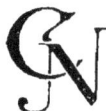

PARIS
C. NAUD, ÉDITEUR
3, RUE RACINE, 3

1904

Avant de voir dans quelles proportions le syphilitique peut bénéficier d'une cure hydrominérale, il nous paraît indispensable de bien établir une bonne fois pour toutes, qu'il n'est contre la vérole qu'un seul médicament, *le Mercure*, et que tout traitement thermal, sulfureux ou autre est un *auxiliaire* précieux de la cure, *mais seulement un auxiliaire*. Aux préparations hydrargyriques donc, le rôle principal, avec comme adjuvants toute la gamme hydrothérapique sulfureuse, dont la fonction, importante aussi, est, comme nous allons le voir, de reminéraliser le malade anémié, de le tonifier, de le remonter et surtout de lui permettre de supporter des doses intensivement utiles de l'agent curateur, sans danger d'intoxication ni accidents d'hydrargyrisme.

Il nous paraît intéressant de noter ici et de rappeler ce que l'on doit penser de l'ancienne coutume dite du « traitement d'épreuve » qui consistait, par exemple, à envoyer le syphilitique dans une station sulfureuse avant son mariage, pour savoir s'il était vraiment guéri de son affection.

On attribuait, il y a quelques années, aux eaux sulfureuses, la propriété de produire chez le syphilitique non guéri une poussée d'accidents spécifiques ; si donc il y avait manifestation cutanée ou autre, le malade devait encore se soigner avec attention, si rien n'apparaissait il pouvait se considérer comme définitivement guéri.

Ce « jugement des eaux », suivant l'expression de M. Fournier, ne signifie absolument rien, et il serait très dangereux d'ajouter une foi quelconque aux indications négatives que donnerait une cure sulfureuse. On compte, en effet, d'innombrables exemples de malades qui après s'être soumis sans résultat apparent à un traitement sulfureux, intus et extra, ont vu par la suite de redoutables accidents être la résultante de cette incurie et de cette fausse sécurité puisée dans un préjugé ancien.

Ce que l'on peut dire, croyons-nous, et c'est l'opinion de notre maître, M. le Pr Fournier, dans « Syphilis et mariage », c'est que si les eaux sulfureuses n'ont pas d'action révélatrice certaine, parfois, il est vrai, elles déterminent par irritation cutanée des éruptions exanthématiques chez des sujets incomplètement traités, mais à aucun moment on ne peut être autorisé à considérer comme définitivement guéri un syphilitique, parce que, une ou plusieurs saisons dans une station sulfureuse n'auront déterminé aucune manifestation réactionnelle du côté de ses téguments.

Ceci bien posé, voyons comment la source sulfureuse agit dans le traitement de la syphilis.

La syphilis, maladie organique par excellence, en dehors des symptômes locaux, produit à toutes ses périodes des troubles marqués de la nutrition générale, semblables à ceux que l'on observe dans les intoxications chroniques ; elle agit par *intoxication générale d'emblée* beaucoup plus que par infection. De même donc que dans toutes les auto-intoxications, il y a ralentissement de la nutrition, l'élaboration des matières azotées se fait incomplètement ; en d'autres termes, *le rapport azoturique est abaissé* ; parallèlement à la diminution de l'excrétion de l'urée, on observe une augmentation de production des matières azotées incomplètement combinées et une augmentation du poids de la molécule élaborée moyenne.

Ces phénomènes de ralentissement de la nutrition produisent chez le syphilitique à toutes ses périodes, et surtout en période secondaire, une *chloro-anémie générale,* entraînant de l'amaigrissement, un affaiblissement avec fièvre, bref toute une série de symptômes dépressifs très nets.

Quinquaud et après lui Dominici ont montré dans le sang des syphilitiques la perte de fer de l'hémoglobine et la diminution marquée des hématies.

De plus, Bouchard, Radaeli, Gastou, Ferras, Gaucher et Crouzon ont noté la *déminéralisation* considérable que subit l'organisme infecté par le virus syphilitique, expliquant ainsi les phénomènes de *dénutrition*.

On trouve, en effet, dans les urines des syphilitiques une élimination exagérée de chlore, de soude, de potasse, de chaux et surtout de l'élément soufre dont l'organisme humain ne peut se passer.

Nous savons que le soufre est une composante normale de nos tissus à la dose de 120 grammes environ chez un adulte moyen, il se trouve constamment dans le sang à une dose double de celle du fer, il est donc indispensable à l'équilibre normal de la minéralisation humaine. Nous prévoyons déjà quelles précieuses ressources la cure sulfureuse apportera à l'organisme privé de ses minéraux essentiels.

A cette action de remontement s'ajoutera toute une série d'autres adjuvances, d'importance capitale aussi, qui dérivent de la composition complexe des eaux et de leur teneur en molécules de soufre.

Nous ne voulons pas insister ici dans ce bref exposé sur les différences curatives que l'on a essayé d'établir entre les sources sulfureuses, distinctions basées sur leur agent minéralisateur. Que les eaux soient blanchissantes ou fixes, minéralisées par le sulfure de sodium, de potassium ou l'hydrogène sulfuré, la molécule active est la *molécule soufre* qui est l'aboutissant ultime et immuable des transformations chimiques effectuées par l'eau minérale au sein des tissus.

Nous dirons donc qu'envisagées au point de vue de la *cure hydrothérapique seule,* toutes les eaux sulfureuses naturelles ont une action sensiblement analogue, qu'elles agissent par leur élément métalloïdique soufre, mais que si aux avantages de la cure balnéaire on veut ajouter les bienfaits certains de l'absorption de l'eau sulfureuse en boissons (de récentes expériences faites à l'hôpital Saint-Louis ont démontré que l'eau sulfureuse à l'intérieur facilitait considérablement aux syphilitiques l'absorption interne et l'élimination du mercure donné en injections), on devra s'adresser aux sources facilement tolérées, leur nombre en est restreint; cette tolérance dépend de la minéralisation spéciale des eaux, et nous verrons pour quelles raisons chimiques la source sulfureuse d'Uriage remplit ces indications.

Action du soufre « intus et extra ».

Le *soufre,* lorsqu'il peut être pris sans fatigue EN BOISSON, soit sous la forme de sulfure de sodium ou de potassium, soit sous la forme d'acide sulfhydrique, a une action antifermentescible et antiseptique très nette sur la muqueuse gastro-intestinale ; il diminue le nombre et la virulence des toxines de l'intestin, puis, transporté par la circulation abdominale, il arrive de la veine porte dans le foie, qui, nous le savons, a son activité physiologique diminuée au cours de la syphilis. Il a, en outre, une action excitante sur la nutrition, la sécrétion de l'urine augmente, avec excrétion plus abondante de l'acide urique et de l'urée.

Tout récemment les travaux de Lumière ont attiré l'attention sur la valeur apéritive du *persulfate de soude,* qui se trouve constamment et à quantité notable dans toutes les eaux sulfureuses naturelles.

Nous venons de noter rapidement l'action du soufre à l'intérieur de l'organisme, mais dans le traitement de la syphilis aux eaux minérales cette absorption gastrique n'est qu'une partie de la cure, un rôle important est réservé aux pratiques hydrothérapiques thermo-sulfureuses, que nous allons étudier succinctement.

La formule hydrologique du traitement d'un syphilitique à Uriage comprend trois termes d'importance et d'utilisation sensiblement égales et répondant tous trois à des indications précises : *le bain, la douche-massage et le bain de vapeur sulfureux en caisse.*

Le bain. — Nous n'insisterons pas sur son action physiologique ; le bain sulfureux tiède d'Uriage donné de 30° à 36° et de 5o minutes environ de durée a une action mécanique sur la peau qu'il nettoie et débarrasse des matières sébacées obstruant les orifices des glandes ; il facilite aussi l'acte de la friction avec l'onguent napolitain qui est une des bonnes méthodes de mercurialisation intensive.

La friction à Uriage est faite immédiatement après le bain, pendant 20 minutes, par des frotteurs spéciaux et instruits, qui frictionnent la peau avec la main nue ou un gant de caoutchouc ; puis jusqu'au lendemain où un nouveau bain le nettoie, le malade garde son onguent mercuriel. Ainsi, l'absorption médicamenteuse est considérable.

La *douche-massage d'Uriage*, dans la position couchée, ajoute encore son action tonique remarquable chez le malade alangui, déprimé et dont la vitalité, atteinte par l'infection syphilitique, a grandement besoin d'être réveillée.

Le bain de vapeur sulfureux en caisse. — L'importance de ce procédé croît tous les jours en thérapeutique antisyphilitique ; à Uriage vient d'être installé récemment l'appareil très perfectionné de Berthes.

Cet appareil consiste essentiellement en une caisse de bois analogue comme aspect, mais de dimensions plus considérables que le Berthollet

d'Aix-les-Bains, le malade y est assis enfermé
jusqu'au cou, avec la tête seule à l'air libre. Pendant un temps variant de 10 à 20 minutes, il est
exposé nu à l'action de la vapeur à haute température, qui au contact avec le corps plus froid
qu'elle se condense en fines gouttelettes sur
toute la surface des téguments. La température
du malade monte, entraînant des modifications
du pouls et de la respiration, puis il se produit
des phénomènes d'accélération de la nutrition
avec élimination abondante d'acide urique et
d'urates. De plus, la peau amollie par la vapeur
devient plus poreuse et sa perméabilité pour
les substances gazeuses étant augmentée, elle
se laisse traverser par le gaz hydrogène sulfuré qui pénètre ainsi directement dans l'organisme.

Nous venons de résumer l'action directe de
l'eau d'Uriage sur le malade lui-même, voyons
maintenant comment la cure hydrominérale permet de mercurialiser le syphilitique, de lui
faire supporter un traitement hydrargyrique
extraordinairement intensif sans aucun danger
et pour le grand bien curatif de ses accidents
spécifiques.

Il est aujourd'hui pratiquement démontré qu'à
Uriage on peut facilement et sans risques faire
tolérer à un malade syphilitique des doses de
mercure 4 et 5 fois supérieures à celles qu'il
supporterait normalement. Essayons d'expliquer

cette faculté d'adaptation et pour cela étudions rapidement comment se fait l'imprégnation mercurielle de l'organisme.

On admet depuis les travaux de Voit, Elsner, Juliusberg, que pris à l'intérieur, en frictions ou en injections, les divers composés mercuriels solubles ou insolubles se combinent au chlorure de sodium des liquides de l'organisme pour constituer avec lui *un chlorure double de sodium et de mercure,* qui, arrivant au contact de l'albumine des tissus, forme avec elle un *albuminate soluble* dans lequel le mercure est en combinaison avec l'oxygène, sous forme d'albuminate de peroxyde de sodium. Or, cet albuminate de sodium reste immobile au sein des tissus, sans fonction ni action curative sur les lésions qu'il laisse évoluer.

Intervienne alors la médication sulfureuse, le gaz acide sulfhydrique transforme ce chlorure double de sodium et d'albumine *en sulfate de mercure,* qui, lui, s'élimine rapidement ; il s'établit ainsi un courant continu de mercure dont l'action sur les accidents syphilitiques est des plus précise, l'excédent mercuriel étant neutralisé par l'hydrogène sulfureux au fur et à mesure de son introduction puis éliminé ; on conçoit alors comment les énormes doses de 20 grammes d'onguent mercuriel et de 5 et 6 centigrammes de benzoate ou de bi-iodure de mercure en injections quotidiennes peuvent être tolérées par des malades et comment des lésions tenaces et récidivantes peuvent disparaître sous l'action de ce traitement intensif et non interrompu.

Le malade est ainsi maintenu dans une atmosphère mercurielle qui pourrait être dangereuse si le soufre ne jouait le rôle de soupape évacuante empêchant ainsi tout accident.

Comment se fait le traitement hydrargyrique à Uriage.

Disons de suite qu'il est un certain nombre de syphilitiques ne présentant pas d'accidents et loin du début de la maladie, auquel on peut très bien ne prescrire qu'un traitement hydrothérapique sulfureux. Il a une action tonique remarquable sur l'individu et de plus la cure sulfureuse, ainsi que nous l'avons dit possède la propriété de remettre en circulation les vieilles réserves mercurielles qu'un malade conserve de par ses traitements antérieurs. Ainsi, supposons le cas d'un malade n'ayant pas fait de traitement hydrargyrique depuis plusieurs mois et dans les urines duquel on ne retrouve plus aucune trace de métal, si nous envoyons ce malade à Uriage et si après quelques jours de traitement minéral, on examine de nouveau ses urines, on retrouve constamment des quantités notables de mercure que l'hydrogène sulfuré est allé faire sortir des tissus où il dormait (1).

On détermine ainsi à bon compte et sans danger une post-cure hydrargyrique que le malade tire de son propre fond et sans apports métalliques nouveaux.

Pour instituer le traitement mercuriel, deux procédés de choix sont à la disposition du médecin : *les frictions* et *les injections de sels solubles*.

Les frictions sont une bonne méthode de mer-

---

(1) Nous avons été témoin, dans le service de clinique à l'hôpital Saint-Louis du fait suivant fort instructif :

Au mois de février 1904, un malade, ancien syphilitique, présentait à la paume de la main gauche une syphilide palmaire psoriasiforme qui avait résisté à tous les traitements. En désespoir de cause, on fit au malade, à 8 jours d'intervalle, deux injections de 7 centigrammes de calomel, sans plus de résultat.

On resta 25 jours sans faire de nouveau traitement mercuriel, puis on fit prendre au malade quotidiennement deux verres d'eau d'Uriage ; au bout de peu de jours, le soufre avait remis en circulation le fond mercuriel accumulé, qui de nouveau avait imprégné les tissus et immédiatement la lésion syphilitique s'améliorait ; au bout de 15 jours, sans nouvelle injection mercurielle, la lésion si tenace avait disparu.

La dernière injection de calomel avait été faite le 2 février ; or, une analyse des urines, faite le 15 mars par M. Démoulières, chef du laboratoire de chimie du Pr Gaucher, décela la dose formidable de 2 milligrammes de mercure par litre, dose beaucoup plus considérable que celle qu'auraient fournie les urines du malade, si la veille de l'analyse on lui avait injecté 3 centigrammes de benzoate ou de bi-iodure de mercure.

Dans ce cas donc, l'eau d'Uriage avait résolubilisé le mercure qui s'immobilisait dans les tissus et le médicament ainsi remis dans la circulation sanguine avait rapidement produit ses résultats curatifs habituels.

curialisation intensive ; il est à noter que les
objections nombreuses faites à ce procédé per-
dent une partie de leur valeur lorsqu'elles
s'adressent aux frictions faites méthodiquement
dans une station thermale. Elles sont pratiquées
non par le malade, mais par un frotteur instruit
qui, pendant 20 minutes, frotte la région choisie
avec la main, ou les fait de préférence après le
bain lorsque la peau est bien décapée, le malade
conserve son onguent jusqu'au bain du lendemain,
restant ainsi en permanence dans une atmosphère saturée de vapeurs mercurielles. La friction se fait en général au début du traitement
à la dose de 8 à 10 grammes que l'on augmente
ensuite jusqu'à 16, 18 et 20 grammes suivant le
poids des individus et la gravité des lésions.

Les injections intramusculaires et nous ne
parlons ici que des injections de sels solubles
(il serait, en effet, absolument irrationnel d'uti-
liser des injections insolubles hebdomadaires
pendant une courte cure thermale), sont de
toutes les médications de la syphilis les plus
énergiques et les meilleures. « Elles constituent,
dit notre maître, M. le Dʳ Barthélemy, la médication par excellence des stations d'eaux sulfureuses et salines. L'habitude, dans les villes
d'eaux, est de voir le médecin chaque jour : on
peut facilement et discrètement s'y faire faire la
piqûre quotidienne et y accomplir en 3 semaines
un traitement réellement et profondément dépu-

rateur ; d'autant que les eaux sulfureuses per-
mettent certainement une plus grande tolérance
du mercure en même temps qu'elles contribuent
puissamment à combattre l'anémie infectieuse et
la dénutrition spécifique de l'organisme syphi-
lisé. Les injections constituent ainsi une médication efficace et réellement supérieure aux
frictions qui sont presque toujours faites, ou mal
ou inégalement bien. »

Les injections de sels solubles se font soit avec
le benzoate de mercure, le bi-iodure de mercure,
le cyanure, le cacodylate iodo-hydrargyrique à
des doses sensiblement doubles et triples de
celles injectées habituellement (1).

---

(1) Chez un malade atteint de glossite tertiaire fort grave,
avec leucokératose ragades et fissures, malade pesant plus
de 90 kilogrammes, j'ai pu pendant 15 jours consécutifs in-
jecter sans accidents 6 centigrammes de benzoate de mercure
par jour. Au début, je fis des injections de 3 et 4 centigrammes,
mais sans résultat apparent ; dès que j'atteignis la dose de
6 centigrammes, au bout de 4 injections, la langue se modifia
rapidement et le malade venu à Uriage, avec une lésion ulcérée
presque épithéliomateuse, partit la langue complètement repa-
pillée et guérie. — La guérison s'est maintenue depuis —
Je pourrais citer nombre d'autres cas de malades dont les
accidents spécifiques résistaient à la dose x de mercure et qui
très rapidement étaient guéris par les doses $x + 1$ que je
pouvais leur faire supporter à Uriage.
Je me suis servi aussi à plusieurs reprises des nouveaux sels
solubles de Jullien-Berlioz, le cacodylhydrargyre et le chlorhydrargyre.
Le premier de ces sels, admirablement toléré, indolore, m'a
donné, à côté de résultats curatifs remarquables, des mé-
comptes sérieux. J'ai guéri en 15 injections de 4 et 5 centigrammes un psoriasis palmaire, dont tout le monde connaît la
ténacité, et à côté de cela 20 injections des mêmes doses n'ont

C'est grâce à ces injections solubles que l'on
peut faire un traitement mercuriel vraiment
intensif sans danger. Il ne faudrait pourtant pas
croire que, même dans une station sulfureuse
on puisse atteindre les doses considérables de 5
et 6 centigrammes « *pro die* » de sel soluble,
d'emblée sans tâtonnements et sans une surveil-
lance attentive du malade.

Le traitement de tout individu mercurialisé
exige un examen approfondi de l'état du filtre
rénal et surtout de la résistance de l'intestin (1).

---

pu débarrasser un de mes malades de syphilides papulo-squa-
meuses fort bénignes. Je crois pouvoir expliquer cet insuccès
de la façon suivante : Le cacodylhydrargyre est un sel organique, comme l'hermophényl, or nous savons que la molécule
mercurielle des sels organiques est fort difficile à dissocier,
qu'elle est peu décomposable et que l'analyse urologique fait
souvent retrouver le sel intact dans les urines, sans que la
transformation en mercure ait eu lieu dans l'organisme.

Peut-être doit-on chercher dans cette difficulté de désassi-
milation la cause de certains insuccès thérapeutiques ; chez
quelques malades le terrain serait propice à la division du sel,
tandis que chez d'autres elle ne pourrait avoir lieu.

Le *chlorhydrargyre*, sel métallique, est remarquablement
toléré, je l'ai employé à la dose de 4 et 5 centigrammes par
jour et il m'a donné de bons résultats. Les solutions doivent
être légèrement cocaïnées, sans cela l'injection est doulou-
reuse.

(1) Les accidents de stomatite n'existent pas à Uriage, et
nous n'en avons *jamais* observé d'exemple, même dans les cures
les plus chargées en mercure. — Dans une série d'expériences
faites dans le service du Pr Gaucher à l'hôpital Saint-Louis,
nous avons vu que l'eau d'Uriage, donnée systématiquement à
la dose de 2 verres par jour à tous les malades atteints de stomatite mercurielle, facilitait rapidement l'élimination du mercure et permettait très vite de reprendre les injections de
benzoate.

Souvent on est arrêté par de légers accidents d'entérite et on ne peut arriver aux doses massives que nous avons injectées qu'après avoir en quelque sorte mithridaté le malade, après avoir habitué son organisme à tolérer le toxique ; alors seulement les résultats curatifs sont remarquables et l'on obtient des guérisons réellement extraordinaires sans intoxication ni cachexie hydrargyrique.

Quels sont les malades auxquels on peut recommander une eau sulfureuse.

Nous pouvons affirmer tout d'abord qu'il n'est pas de contre-indication venant de la maladie elle-même ; toutes les manifestations graves ou bénignes de la diathèse, tous les accidents secondaires ou tertiaires bénéficieront d'un traitement combiné hydrargyrique et thermo-minéral. Nous ne voulons pas dire pour cela que tous les syphilitiques ont besoin d'une cure sulfureuse qui s'adresse surtout aux catégories suivantes de malades :

En première ligne retireront notable profit d'un séjour à Uriage les *syphilitiques gravement atteints*, quels que soient les accidents et à toutes les périodes de l'affection. Citons les malades atteints de *syphilis maligne précoce*, de ces « syphilis à jet continu » suivant l'expression du Pr Fournier, dans lesquelles les accidents graves se superposent ou se succèdent, brûlant les étapes, bouleversant toutes les idées chronologiques admises, où avec le chancre coïncide un iritis, puis des syphilides ulcéro-croûteuses, des gommes, des lésions cérébrales ou médullaires et où le mal marchant à pas de géants il faut frapper fort et ne pas ménager le mercure. Malheureusement trop souvent, malgré les précautions prises, il arrive un moment où les accidents aigus d'hydrargyrisme, l'intolérance de l'organisme pour le médicament indispensable, arrêtent le médecin, l'empêchent de mener à bonne fin une médication énergique. On se trouve alors réduit à ces deux alternatives funestes, ou d'arrêter le traitement et la syphilis gagne du terrain ou de la continuer et alors le malade s'intoxique souvent de plus en plus jusqu'à la cachexie. C'est alors que la source sulfureuse intervient, et régularisant l'élimination et la distribution du mercure elle permet au malade de se soigner sans danger et de tolérer les doses utiles du médicament actif.

On peut donc envoyer le syphilitique à Uriage, toutes les fois que, déprimé par la maladie, il a besoin d'être tonifié et remonté, toutes les fois que son état nécessite un traitement mercuriel intensif.

Rentreront dans ce cadre toutes les syphilis graves, du cerveau, de la moelle, les syphilis nerveuses, le tabes et la paralysie générale dans

les périodes initiales de ces terribles manifestations de la parasyphilis, alors que les lésions
médullaires sont récentes et avant toute sclé-
rose confirmée des cordons.

Les ressources hydrologiques d'Uriage.

Uriage renferme deux sources d'importance
et d'utilisation inégale, mais qui, dans le traitement de la syphilis, se complètent à merveille
et forment un cycle thérapeutique répondant à
de multiples et précises indications : une *source
ferrugineuse*, qui, absorbée en boisson, sera une
adjuvance précieuse à la cure du syphilitique ;
une source *chlorurée sodique sulfureuse* qui détermine la spécialisation d'Uriage.

Source ferrugineuse. — L'eau de cette source
est minéralisée par le *bicarbonate de fer* qu'on y
trouve à la dose de $0^{gr},020$ par litre et par de
faibles quantités d'*arséniate de fer*.

Parfaitement assimilable, facilement digérée à
la dose de un ou deux verres par exemple, elle
peut être prescrite avec fruit aux syphilitiques
anémiés, surtout dans les périodes initiales de la
maladie, elle rendra service dans les cas si fré-
quents de cachexie secondaire, caractérisée par
la destruction de l'hémoglobine transformée en
urobiline (Justus) et par la diminution considérable de la dose de fer normale du sang, ainsi que

l'ont démontré les récents travaux de Dominici, Oppenheim et Howenbach.

Les indications de cette source seront restreintes, mais dans certains cas bien définis, elle pourra rendre de signalés services.

Source Chlorurée sodique sulfureuse. — Type très rare d'eau minérale, cette source est à la fois une chlorurée sodique forte et une sulfureuse forte; de cette composition complexe découleront les indications précises de son application.

Un litre d'eau d'Uriage renferme les principaux éléments suivants :

Chlorure de sodium. . . .	6^{gr},10
Sulfate de chaux.	1 14
Sulfate de soude.	1 25
Sulfate de magnésie. . . .	0 60
Arséniate de soude.	0 002
Hydrogène sulfuré.. . . .	7^{cc},34
Acide carbonique libre. . . .	3^{cc},2

En évaporant un litre d'eau dans le vide, le résidu donnant la minéralisation totale est de 11^{gr},91.

L'eau est très riche en matières organiques, conferves, algues, formant la barégine ou glairine qui rend l'eau onctueuse et très douce à la peau. Elle est faiblement *alcaline*, sa température est de 27°, donc de thermalité moyenne et le débit considérable de la source est de *300 000* litres en 24 heures.

Nous avons vu que l'eau d'Uriage renfermait

6^{gr},10 de chlorure de sodium et 3 centimètres cubes d'acide carbonique libre ; cette composition saline et gazeuse fait qu'elle est une des rares eaux sulfureuses fortes qui puisse être facilement tolérée à l'intérieur et bue en quantité utile. Or, si dans le traitement hydrominéral de la syphilis l'absorption de l'eau à l'intérieur n'est pas absolument indispensable, il est des cas où cette *boisson sulfureuse* est fort utile (stomatite, intoxication mercurielle, etc.) ; elle est un diurétique admirable facilitant considérablement l'élimination du mercure, elle résolubilise sans nouveaux apports les réserves hydrargyriques renfermées dans les tissus et rend ainsi les plus signalés services.

La muqueuse gastro-intestinale n'est pas adultérée par l'eau d'Uriage, alors que dans nombre d'autres stations sulfureuses fortes il est impossible de faire absorber de l'eau minérale sans provoquer des nausées, des vomissements ou d'autres accidents. A quoi devons-nous attribuer cette tolérance ? Ainsi que nous venons de le dire en premier lieu à l'acide carbonique libre, mais surtout, croyons-nous, à l'*Isotonie* de notre source. De par ses composantes salines minérales, l'eau d'Uriage est *isotonique*, elle est de composition analogue à celle du sérum sanguin, et elle n'est pas plus oblitérante pour la muqueuse gastrique que pour la pituitaire ou la peau désépidermisée. L'isotomie est démontrée par l'examen cryoscopique (1). Or le Δ (point de congélation) de l'eau d'Uriage, déterminé par M. Maurice Doyon, professeur à la Faculté de médecine de Lyon, est de 0,53, très voisin du Δ du sérum sanguin 0,56, ce qui explique, croyons-nous, sa facile tolérance gastro-intestinale.

Eau chlorurée sodique sulfureuse isotonique, l'eau d'Uriage remplit tous les désidérata de la cure minérale de la syphilis, elle peut être facilement prise en boisson et elle se plie à merveille à toutes les exigences des pratiques complexes de l'hydrothérapie sulfurée ; les syphilitiques trouveront donc à Uriage, grâce à la composition des sources, une médication physiothérapique rationnelle, qui appliquée « intus et extra » leur permettra de se débarrasser des atteintes de la redoutable diathèse, de guérir les accidents immédiats, de prévenir les récidives futures, de devenir des générateurs féconds et sains, bref de redevenir des êtres normaux.

---

(1) Les travaux que nous relatons ici ont été faits suivant les indications et sur les conseils de notre cher maître, M. le Dr Doyon, médecin inspecteur des Eaux d'Uriage qui, le premier, a attiré l'attention sur la nécessité de connaître la concentration moléculaire des eaux minérales, et le premier a noté l'isotonie de l'eau saline sulfureuse d'Uriage. — C'est à son remarquable ouvrage « Uriage et ses Eaux minérales » (Paris, Masson, éditeur) que nous avons emprunté tous les renseignements physiques et bio-chimiques, utilisés dans cette notice.

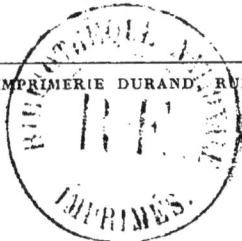

CHARTRES. — IMPRIMERIE DURAND, RUE FULBERT.

CHARTRES. — IMPRIMERIE DURAND, RUE FULBERT.

www.ingramcontent.com/pod-product-compliance
Lightning Source LLC
Chambersburg PA
CBHW070154200326
41520CB00018B/5398